ANTISEPSIE PULMONAIRE

L'INHALATION A ALLEVARD

SES PRÉTENDUS DANGERS

PAR

Le Dr A. NIEPCE Fils

MÉDECIN-CONSULTANT A ALLEVARD
ET A SAINT-RAPHAEL (EN HIVER)

Membre titulaire de la Société de Médecine et de Climatologique de Nice
de la Société des Sciences, Lettres et Arts de Nice
de la Société météorologique de France
Membre correspondant de la Société nationale de Médecine de Lyon
de la Société des Sciences médicales de la même ville
de la Société d'Hydrologie médicale de Paris, de la Société de Médecine Pratique de Paris
et de l'Association Française pour l'avancement des Sciences.

SAINT-RAPHAEL
IMPRIMERIE V. CHAILAN, RUE CHARLES GOUNOD
—
1890

L'INHALATION A ALLEVARD

SES PRÉTENDUS DANGERS

PAR

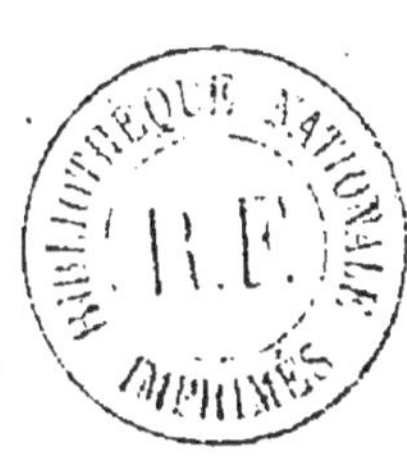

Le Dr A. NIEPCE Fils

MÉDECIN-CONSULTANT A ALLEVARD
ET A SAINT-RAPHAEL (EN HIVER)

Membre titulaire de la Société de Médecine et de Climatologique de Nice
de la Société des Sciences, Lettres et Arts de Nice
de la Société météorologique de France
Membre correspondant de la Société nationale de Médecine de Lyon
de la Société des Sciences médicales de la même ville
de la Sociéte d'Hydrologie médicale de Paris, de la Société de Médecine Pratique de Paris
et de l'Association Française pour l'avancement des Sciences.

SAINT-RAPHAEL
IMPRIMERIE V. CHAILAN, RUE CHARLES GOUNOD

1890

TRAVAUX DU MÊME AUTEUR

ANTISEPSIE PULMONAIRE

L'INHALATION A ALLEVARD

Ses prétendus dangers

La méthode des inhalations a été créée en 1852 par le Docteur Niepce père.

C'est à Allevard qu'elle a reçu sa première application, et c'est de là qu'elle a été importée à Aix-les Bains, (Marlioz), puis à St-Honoré. Cette pratique hydriatique d'une grande valeur, jouit aujourd'hui d'une vogue justifiée par de nombreux succès. Elle est entrée dans le domaine de la science, et toutes les nouvelles expérimentations soit de la clinique, soit du laboratoire ont recours à la méthode des inhalations, dans les essais récents pour le traitement de la phthisie. C'est, en effet, une méthode rationnelle, que celle qui consiste à mettre les agents curateurs en contact direct avec les organes malades. Dans la phthisie, bien plus que dans les autres maladies, la thérapeutique devait s'attacher à suivre cette voie. Dans la phthisie les voies digestives doivent conserver toute leur intégrité jusqu'au bout ; l'estomac est la sauvegarde, et pour ainsi dire, le dernier rempart qui défend le malade contre la cachexie envahissante. M. le docteur Debove et tous les auteurs ont même insisté sur la nécessité de maintenir ces voies digestives en bon état, d'assurer leur fonctionnement régulier, et ont aussi reconnu la nécessité d'une alimentation intensive, parce que le phthisique a besoin de se nourrir avant tout.

Et de fait ne voyons-nous pas renoncer tour à tour à ces médications complexes qui transformaient l'estomac en un véritable alambic?

DES DIVERSES MÉTHODES

Employées ans la cure de la Phthisie.

Injections rectales gazeuzes. — Pour tourner la difficulté, M. Bergeon de Lyon, avait en 1887, imaginé la méthode les lavements gazeux avec l'acide carbonique et l'acide sulphydrique soit naturel tel qu'il existe dans les eaux sulfureuses, soit préparé artificiellement. Mais les brillants succès préconisés hautement n'ont pu résister à la critique. Outre la douleur et les coliques provoquées par ces lavements leur efficacité est restée problématique. Dès lors, à la grande vogue dont ils ont joui, à succédé l'abandon et l'oubli de la méthode.

Injections hypodermiques liquides. — C'est alors que M. Roussel de Paris, puis M. A. Meunier de Lyon ont pensé, sous l'empire des idées antiseptiques, aux injections hypodermiques. M. Roussel en a fait une méthode exclusive, et ne traite pas autrement les phthisiques. Mais il emploie l'eucalyptol en injections hypodermiques, au moyen de longues aiguilles qui pénètrent jusque dans l'épaisseur du tissu cellulaire, afin d'éviter les abcès si fréquents.

M. Albin Meunier de Lyon a aussi préconisé et largement employé les injections sous-cutanées d'eucalyptol et de vaseline liquide. Cette dernière substance a été remplacée comme véhicule par l'huile d'olive, l'huile d'amandes douces. Mais, là encore, les conclusions ont été prématurées, et la méthode n'a pas tenu ce qu'elle promettait.

Injections parenchymateuses. — M. le Docteur Gimbert de Cannes qui avait depuis quelques années signalé avec M. le professeur Bouchard les bons effets de la créosote dans la phthisie, avait commencé par l'administrer à l'intérieur. Il avait ainsi obtenu des succès, mais au détriment de l'estomac et des voies digestives de ses malades. Il y a renoncé depuis et donne actuellement la créosote sous forme d'injections profondes avec une grosse seringue.

M. le Docteur L. Rosonbusch, médecin en second de l'hôpital de Lemberg (Galicie), vient de publier dans la *Berliner Klinische Wochenschrift* du 23 janvier 1889, la note suivante :

« Depuis quelques mois, j'emploie, dans le service du docteur O Widmann, les injections *parenchymateuses* de créosote dans les cas de tuberculose. En réservant pour plus tard la description détaillée de ces expériences, je crois cependant opportun, vu les bons effets du traitement, de dire dès maintenant que les injections parenchymateuses d'huile d'amandes douces crêosotée à 3 pour 100, répétées tous les deux à trois jours, affaiblissent la toux et la suppriment même, diminuent et tarissent la sécrétion bronchique et abaissent la température. Le plus souvent je fais les injections dans le deuxième espace intercostal ou dans la fosse sus-épineuse. Je n'emploie que la crêosote végétale. Toutes ces méthodes n'ont que des effets palliatifs ; la toux et surtout l'expectoration diminuent parce que les substances injectées ont une action particulière sur la sécrétion bronchique qu'elles peuvent tarir en partie; mais la fièvre, le processus bacillaire lui-même ne reçoivent pas grande atteinte, et si l'état général s'améliore, ce n'est point d'une façon durable. »

Nous n'insisterons pas davantage sur l'emploi de ces méthodes. En envisageant bien les faits, nous voyons que la méthode des inhalations est la seule pratique, la seule qui produise des effets directs et rapides.

Inhalations médicamenteuses. — Dans ces dernières années, de nombreux essais ont eu lieu pour appliquer, soit dans les hôpitaux, soit dans la clientèle civile, la méthode des inhalations. Les inhalations avec l'acide phénique, puis l'acide picrique n'ont pas donné les résultats attendus. M. Dujardin-Beaumetz a dû renoncer aux inhalations d'acide sulfureux qu'il avait installées dans son service à l'hôpital. M. le Docteur Hérard a aussi, ces derniers temps, installé dans son service de l'Hôtel-Dieu, à Paris, les inhalations avec l'acide fluorhydrique, mais les succès n'ont pas répondu à son attente, aussi largement qu'il l'espérait.

La difficulté pour ces inhalations consiste surtout dans le dosage, qui doit varier suivant l'état du malade, la période de sa maladie, et surtout la capacité pulmonaire. Le spiromètre donnerait des indications plus précises, et permettrait de mieux mesurer au malade le volume d'air médicamenteux qui lui est nécessaire.

Inhalations avec les gaz naturels. — Les inhalations avec les eaux sulfureuses naturelles ne guérissent pas non plus tous les malades, mais un grand nombre y voient leurs lésions disparaître, et presque tous y trouvent un soulagement certain.

L'INHALATION A ALLEVARD

Voyons en quoi consistent les inhalations à Allevard, où nous les employons depuis plus de trente ans.

Tout d'abord, il importe de connaître la composition de notre eau. Celle-ci émerge, près de l'Etablissement Thermal, d'un banc de lias, ou schiste ardoisier, elle a une température de 17° centigrades, et pétille comme du champagne dans le verre qui la reçoit ; sa saveur est hépatique,son odeur celle des œufs punais.Quand on la regarde par transparence dans le verre, on remarque de nombreuses bulles de gaz qui montent à la surface du liquide. Ces bulles sont dues au gaz acide carbonique. Les nombreuses analyses faites à diverses reprises ont démontré l'existence des gaz suivants :

	cent. cubes
Gaz acide sulphydrique	24. 75
— carbonique	97. 00
— azote	41. 00

A mesure que ces bulles d'air se dégagent, l'eau devient limpide par sa couche inférieure, et cette transparence gagne ı eu à peu la surface. Si on agite l'eau, l'odeur d'œufs punais devient bien plus accusée,

Nous insistons particulièrement sur la présence de ces gaz, parce que l'eau d'Allevard est la seule où l'on trouve l'association de ces trois gaz différents. Les essais au sulphydromètre de Dupasquier ont démontré que la quantité d'hydrogène sulfuré n'avait jamais varié depuis la première analyse.

La présence de ces gaz dans l'eau donna naissance à la méthode des inhalations. Restait à faciliter le dégagement de ces gaz. M. le Docteur Niepce père imagina une vaste salle, au milieu de laquelle on plaça une grande vasque élevée de un mètre cinquante au dessus du sol, pourvue en son centre d'un jet d'eau sulfureuse, retombant dans la vasque, et regagnant le sol par l'intérieur de l'appareil, après avoir laissé au contact de l'air tous ses principes gazeux. Ceux-ci se dégagent complètement et remplissent la salle au point de noircir en très peu de temps (2 à 3 minutes) une pièce d'argent, et les papiers réactifs à l'acétate de plomb dont on se sert souvent pour graduer la durée des séances, selon la nuance plus ou moins foncée que l'on obtient comparativement à une échelle chromométrique.

C'est à Allevard, nous le répétons, qu'est née cette méthode, plus tard elle s'est répandue ailleurs, mais il est important de faire observer que, pour être applicable, il faut, avant tout, que l'eau contienne l'hydrogène sulfuré à l'état libre. Aussi n'a-t-on pu l'employer aux eaux des Pyrénées, Eaux-Bonnes, Cauterets, parce que les eaux ne contiennent pas d'acide sulphydrique, mais un sulfure alcalin fixe ; et qu'elles sont, en un mot, sulfurées, et non point sulphydriquées. Dans ces eaux qui contiennent soit du sulfure de sodium, soit du sulfure de calcium, on est obligé d'avoir recours à la pulvérisation. Ce procédé imaginé par Salles-Girons consiste à décomposer par l'oxygène de l'air le sulfure alcalin dont une partie se transforme en hydrogène sulfuré. De là la nécessité de réduire à l'état de poussière moléculaire l'eau minérale, afin que cette extrême division permette à l'oxygène de l'air d'exercer son action sur toutes les molécules du liquide.

Description des salles d'inhalation. — On a construit sept salles d'inhalation à Allevard, ayant chacune sept mètres soixante dix de longueur, sur huit de largeur, et sept de hauteur. Les expériences de Freshauer ont prouvé que les matières organiques restent intactes et exemptes de moisissures dans cette atmosphère sulfureuse. Elles ont été renouvelées à diverses reprises à Allevard, et ont toujours eu le même résultat négatif.

Hygiène des salles. — Une surveillance spéciale est consacrée à ces salles, où on ne laisse pénétrer à la fois qu'un nombre déterminé de malades. En outre, toutes les heures, on les fait évacuer, et on aère largement en ouvrant toutes les portes et fenêtres. Enfin il est recommandé instamment aux malades de ne cracher que dans des crachoirs métalliques, renfermant des substances antiseptiques (solution de sublimé) maintenues humides, et lavées à l'eau bouillante tous les jours.

L'effet curatif de ces inhalations est la résultante des gaz contenus dans l'eau d'Allevard. Il est difficile d'en faire le départ exact ; mais il est certain que l'acide carbonique et l'azote sont des auxiliaires puissants de l'hydrogène sulfuré dont ils tempèrent l'action.

Effets de l'acide carbonique. — Les expériences faites par M. le Dr Raymond de Paris, par M. Brown-Séquard, Simpson en Angleterre, etc... ainsi que la pratique des médecins exerçant près des eaux chargées d'acide carbonique démontrent l'action sédative des inhalations d'acide carbonique.

M. le Docteur Weill, dans une communication à l'Académie des Sciences, a démontré, que l'acide carbonique est un moyen très-efficace de combattre la dyspnée. Les malades respiraient de l'acide carbonique pur. Les séances de une à deux par jour duraient de deux à cinq minutes ; la quantité d'acide carbonique variait de deux à quatre litres. Pas d'effet fâcheux, mais, par contre, un effet eupnéique trés-net qui se produisait instantanément. Les malades traités ainsi étaient surtout des tuberculeux, la plupart atteints de laryngite et de lésions avancées des poumons. L'action est durable et préventive. Les paroxysmes diminuent de fréquence, d'intensité et de durée. A la fin de l'inhalation, il se produit une abolition de la sensibilité réflexe du pharynx et du larynx. Cette anesthésie paraît être, pour le larynx d'un usage beaucoup plus pratique que les applications de cocaïne.

Effets de l'azote. -- De même, l'action de l'azote est calmante et anesthésique. Les eaux de Penticosa (Espagne) qui sont très riches en azote ont fourni de nombreuses observations à ce sujet.

Effets de l'hydrogène sulfuré. — L'hydrogène sulfuré, depuis longtemps, a été étudié, et son action efficace sur les affections des voies respiratoires est hors de doute. Nous ne nous permettrons pas d'entrer dans la discussion de ces effets. Le bacille de Koch résiste-t-il à cette médication ? peu nous importe, alors que nous voyons nos malades s'améliorer — ce que l'auscultation et l'observation des signes généraux nous permettent de juger beaucoup mieux que l'examen des bacilles, à qui l'on ne doit pas donner une trop grande importance. -- Ceux-ci en effet, ne sont pas liés directement aux diverses phases de la maladie, et leur diminution n'est pas toujonrs corrélative de l'amélioration des malades ; et souvent leur nombre diminue alors que l'état des malades s'aggrave ou tout au moins reste stationnaire.

Il n'en est pas moins vrai que, sous l'influence de cette médication par les inhalations, nous obtenons chaque année des résultats remarquables, et, à côté de guérisons qui ne se sont pas démenties, et dont nous pourrions relater les observations, les améliorations sont la règle, étant donné que la maladie n'est pas trop avancée.

Innocuité de la respiration en commun dans les salles d'inhalation. — Le seul grief qu'on a pu faire à nos salles d'inhalation, c'est la respiration en commun.

Mais à ce point de vue, la contagion n'est pas possible, ainsi que le démontrent de récentes expériences.

Lister, le premier, a fait l'observation que l'air introduit dans la cavité pleurale par suite d'une fracture simple de côtes (sans plaie extérieure) produit des effets moins graves que ceux résultant d'un pneumothorax consécutif à une plaie pénétrante de poitrine.Ce fait tient à ce que l'air est filtré par les bronches, dont l'un des offices est d'arrêter les particules de poussière exhalées et de les empêcher d'entrer dans les vésicules pulmonaires. Cette explication a été confirmée par Tyndall, qui montre que l'air expiré est optiquement pur, c'est-à-dire que, traversé par un faisceau lumineux, il ne manifeste pas de trainée lumineuse dans une chambre noire. Cet air est donc privé de toute particule en suspension capable de diffuser la lumière.

MM. Strauss et Dubreuilh ont vérifie par les méthodes bactériologiques, le fait physique signalé par Tyndall. Nous n'entrerons pas dans le détail de ces expériences ; l'air expiré à travers un tube barbotait dans du bouillon, et devait se dépouiller ainsi de ses particules solides. Ces expériences ont toutes confirmé celles de Tyndall. et on peut dire que si l'air expiré est optiquement pur, il est presque complèlement privé de microbes. Le poumon joue donc réellement, pour les micro-organismes, le rôle de filtre que Lister lui a attribué. Le mécanisme de cette filtration se conçoit aisément, si l'on réfléchit aux conditions dans lesquelles l'air circule dans le poumon, dans des canaux d'une étroitesse extrême et tapissés par un épithèlium humide.

Absence de microbes dans l'air des salles. — Divers expérimentateurs se sont appliqués à retrouver dans l'air expiré des microbes pathogènes, mais toujours sans résultat. M. Grancher a fait un grand nombre d'expériences sur l'air expiré par les phthisiques ; jamais il n'a pu y déceler la présence du bacille de Koch ou de ses spores.

MM. Charrin et Barth ont fait des recherches analogues avec les mêmes résultats négatifs. De l'ensemble de ces faits, on peut tirer la conclusion que les hommes ou les animaux réunis dans un espace confiné loin de souiller l'air par leur respiration, tendent au contraire à le purifier en ce qui concerne les microbes ; il doit en être ainsi, puisque l'air, à la sortie des poumons, renferme moins de microbes qu'à l'entrée.

Ainsi donc s'évanouit la crainte trop répandue dans le public, et même, devons-nous ajouter, dans le monde médical, du danger des inhalations et en particulier de celles d'Allevard. Il est désormais hors de doute que la contagion ne saurait s'y produire. Le danger, le véritable danger, ce sont les produits de l'expectoration desséchés, mêlés aux poussières, soulevées sans précaution, par le balayage, comme on ne le voit que trop souvent dans les usines, casernes, etc., où des agglomérations humaines vivent en commun, surtout quand l'air est confiné.

CONCLUSIONS

Nous pouvons donc conclure :

1° Les inhalations constituent encore jusqu'ici le meilleur mode de traitement de la tuberculose.

2° Les inhalations d'Allevard en particulier, par l'association naturelle des gaz hydrogène sulfuré, acide carbonique et azote ont une double action :

a. Par l'hydrogène sulfuré elles modifient les surfaces des muqueuses respiratoires, et déterminent un amendement dans les symptômes toujours suivi de soulagement, et souvent de guérison.

b. Par l'acide carbonique et l'azote, elles diminuent notablement la dyspnée chez les phthisiques, les asthmatiques et les emphysémateux.

3° Les inhalations d'Allevard sont sans danger, et ne peuvent donner lieu à la contagion de la tuberculose.

4° Les inhalations d'Allevard, par la température de l'eau, et le fractionnement des séances auxquelles sont soumis les malades, peuvent être facilement dosées, et donnent à cette méthode une sécurité absolue.

St-Raphaël. — Imprimerie Chailan, rue Ch. Gounod.